これが \でた/ っていうことは…❹

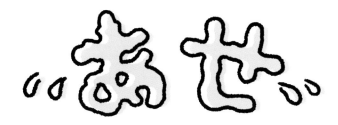

そとに 出たとたん、あせが ふき出しました。

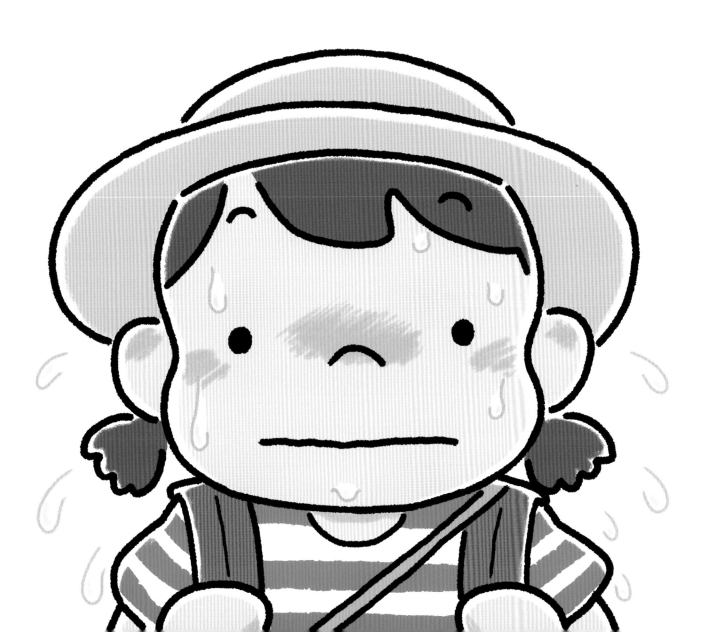

体中が ベトっとして、ちょっとイヤな かんじです。
でも まりんちゃんは きょうから なつ休み。
おじいちゃんと おばあちゃんの いえに
あそびに いくので うきうきしています。

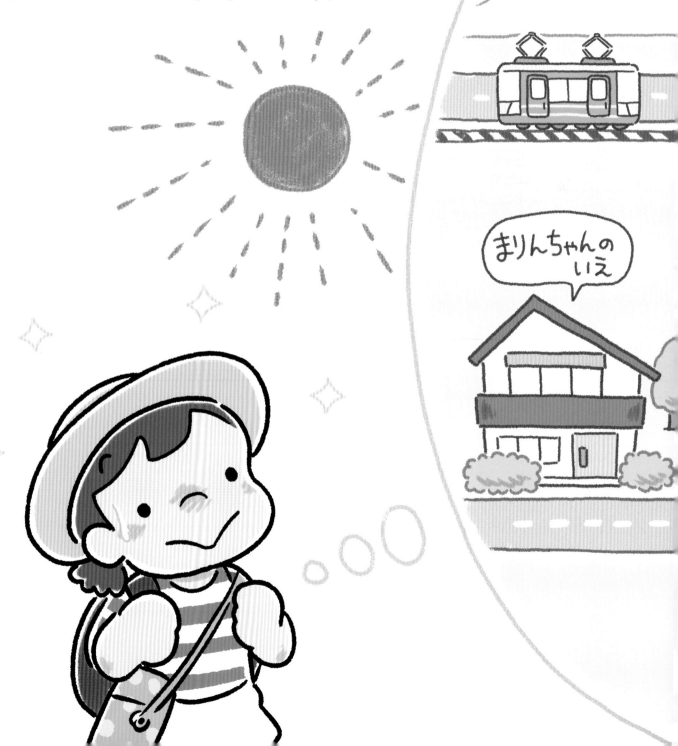

まりんちゃんの
いえ

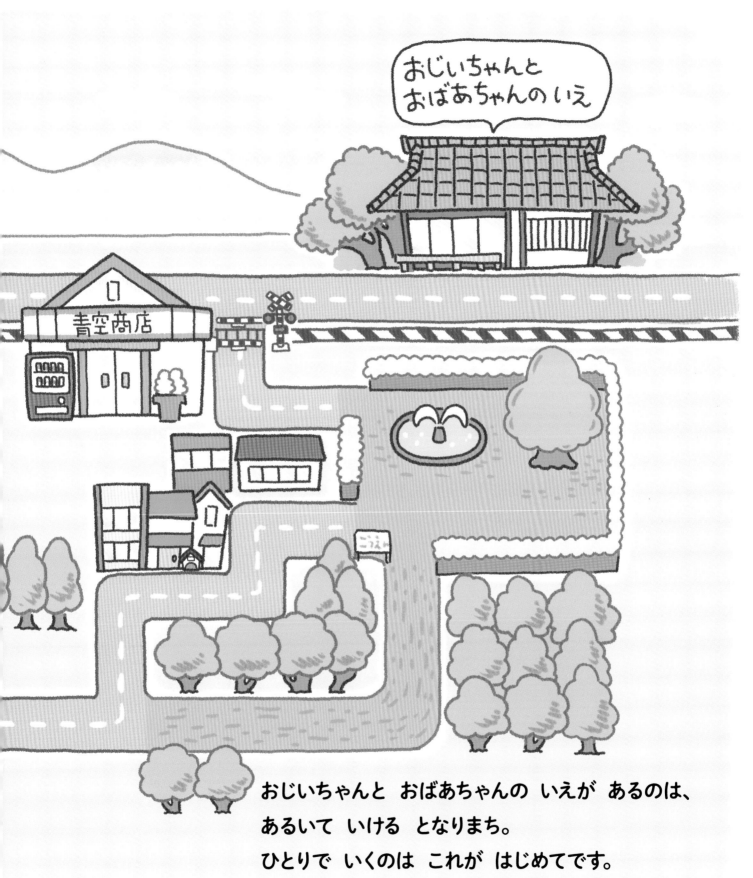

おじいちゃんと おばあちゃんの いえが あるのは、
あるいて いける となりまち。
ひとりで いくのは これが はじめてです。

「まりん、ちょっとまって！ きょうは あついぞ。
よういしといた もの、ちゃんと もったか?」
しんぱいしょうの パパが おいかけてきました。
「だいじょーぶ、だいじょーぶ！ いってきまーす。」

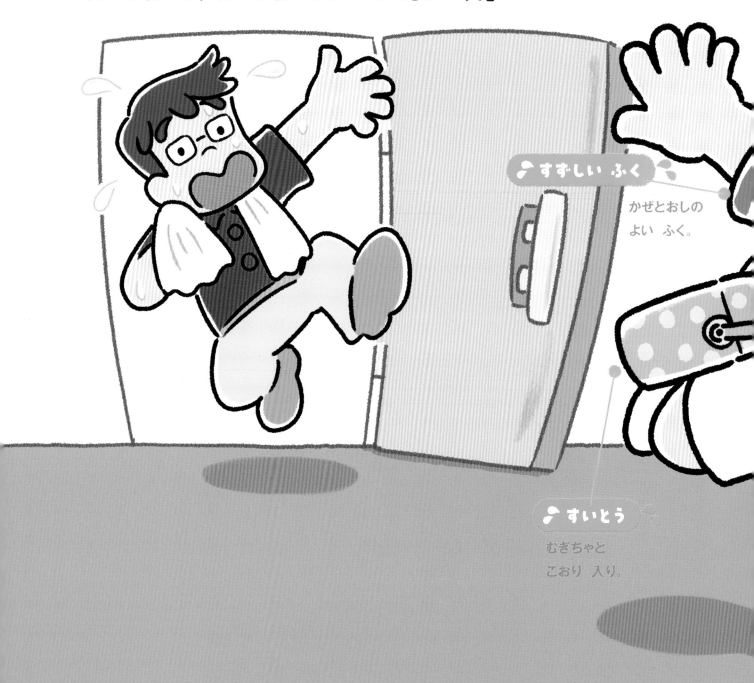

♪ すずしい ふく
かぜとおしの
よい ふく。

♪ すいとう
むぎちゃと
こおり 入り。

4

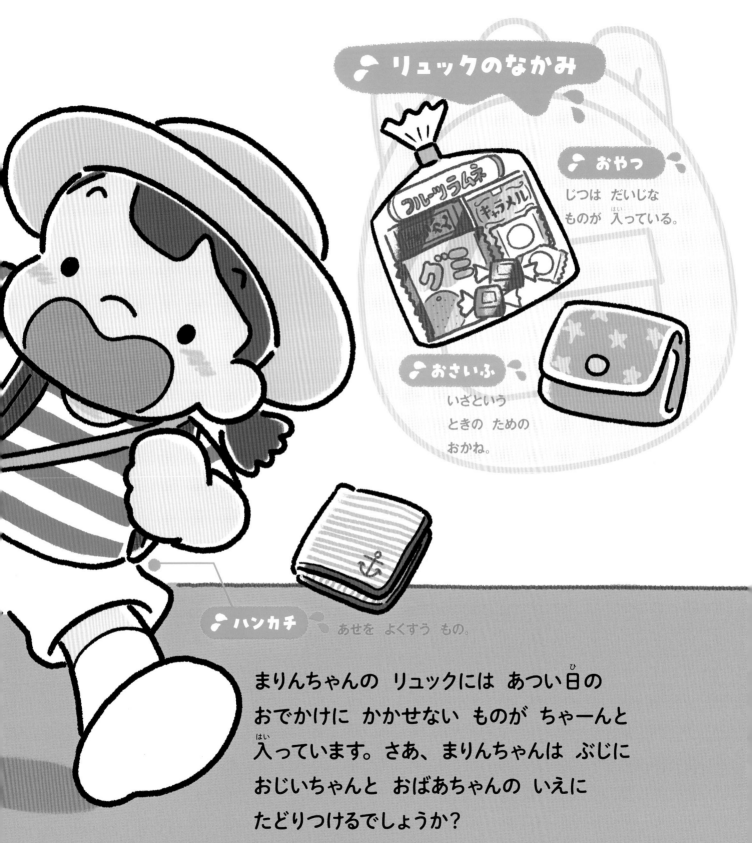

リュックのなかみ

おやつ

じつは だいじな
ものが 入っている。

おさいふ

いざという
ときの ための
おかね。

ハンカチ

あせを よくすう もの。

まりんちゃんの リュックには あつい日の
おでかけに かかせない ものが ちゃーんと
入っています。さあ、まりんちゃんは ぶじに
おじいちゃんと おばあちゃんの いえに
たどりつけるでしょうか?

5

おじいちゃんと おばあちゃんの いえは、まりんちゃんが
いつも あそぶ こうえんの 先に あります。
こうえんに いく みちは ふたとおり。
日あたりの いい みちと、日かげの おおい みちです。
「きょうは どっちを とおって いこうかな?」

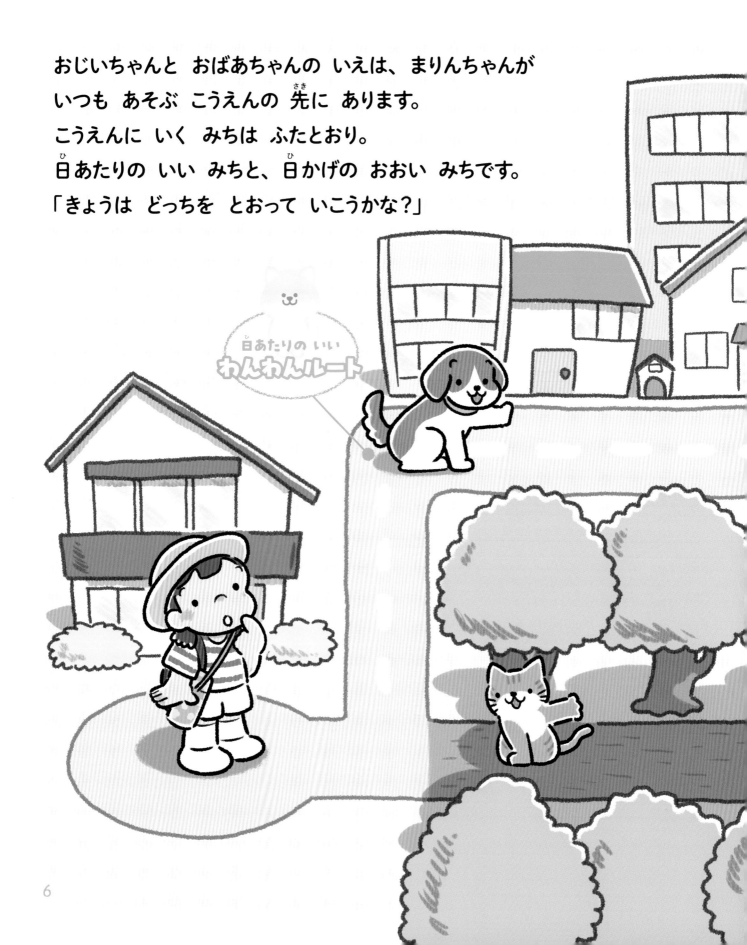

日あたりの いい
わんわんルート

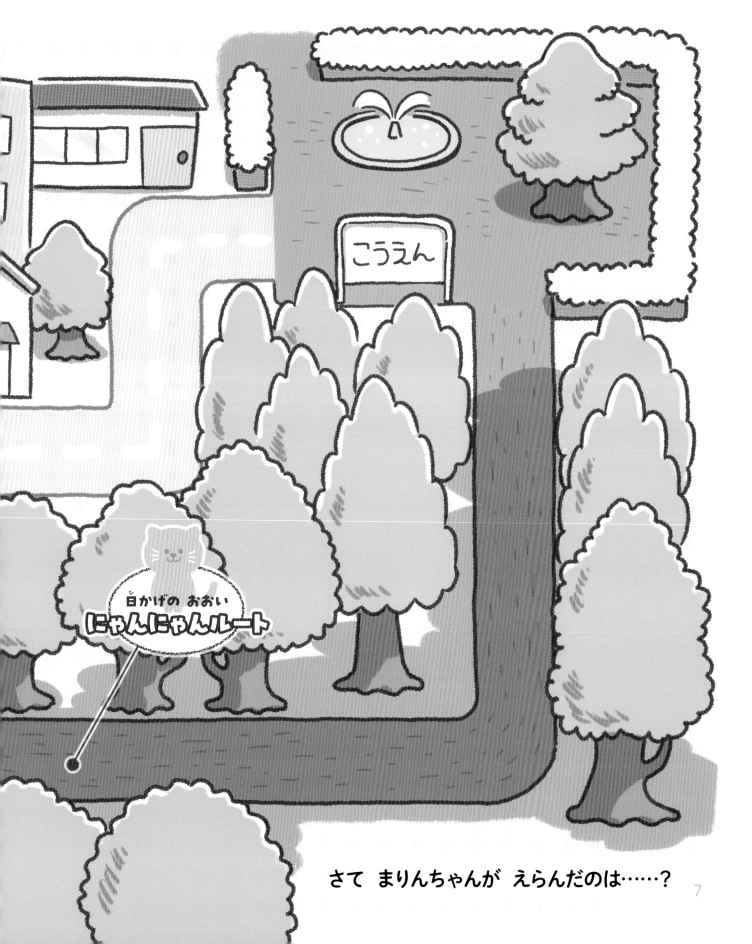

日かげの おおい
にゃんにゃんルート

こうえん

さて まりんちゃんが えらんだのは……?

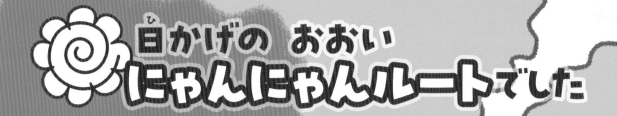

日かげの おおい にゃんにゃんルートでした

日が あたらないから
すこし すずしい。

土の じめんは
あつくなりにくい。

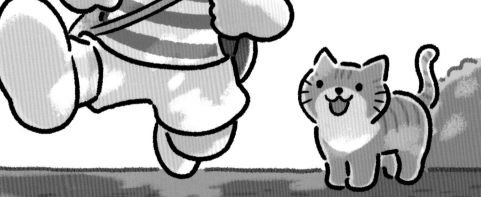

まりんちゃんは 日かげを とおって こうえんを めざします。
これなら ちょっとだけ すずしく あるいて いけそうです。

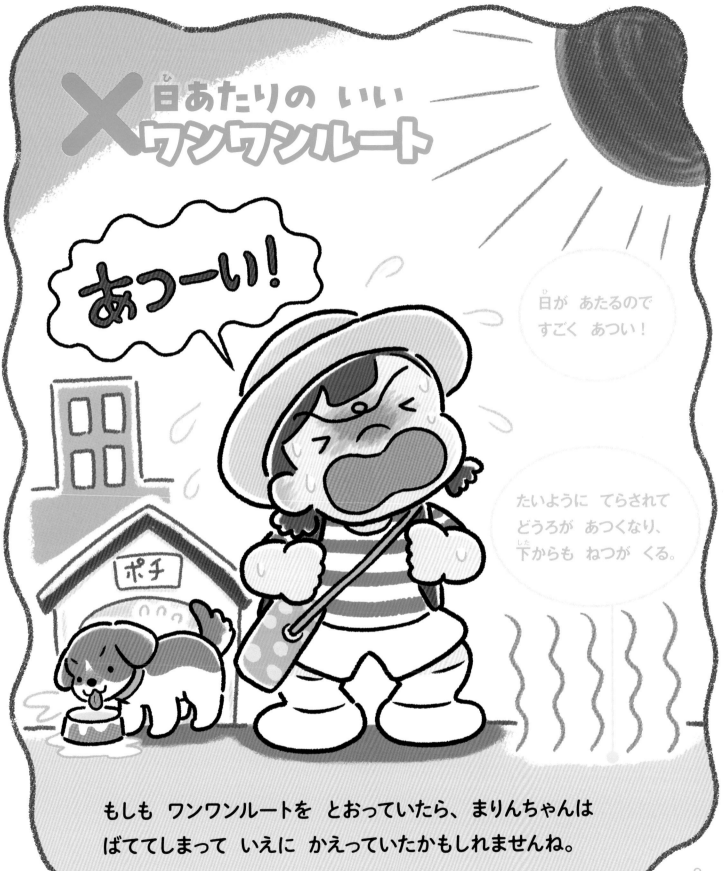

もしも ワンワンルートを とおっていたら、まりんちゃんは
ばててしまって いえに かえっていたかもしれませんね。

こうえんの ベンチで ちょっと きゅうけい。ゴクッゴクッゴクッ……。
「ぷは〜〜〜‼ のどが かわくまえに 水を のめって
パパに さんざん いわれたもんね。」
まりんちゃんは ほかにも パパに いわれたことを
おもいだしていました。

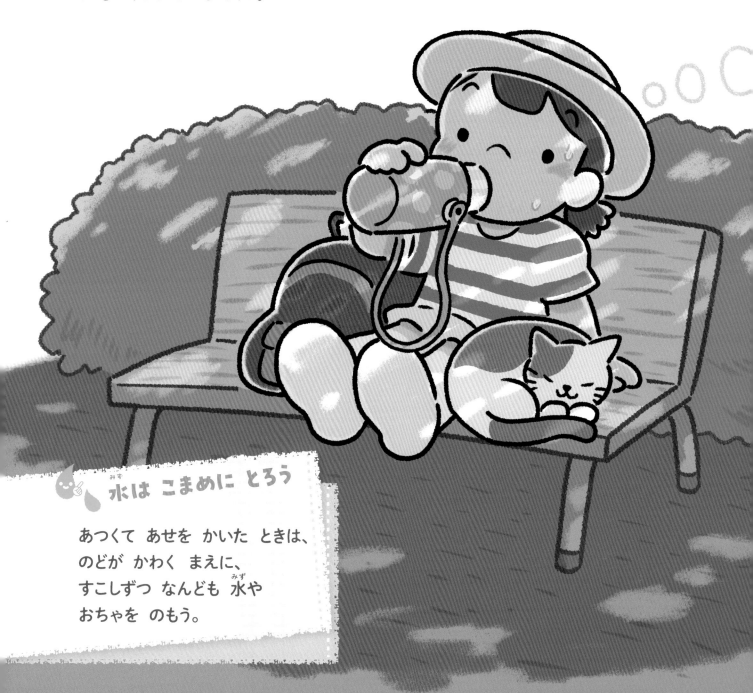

💧 水は こまめに とろう

あつくて あせを かいた ときは、
のどが かわく まえに、
すこしずつ なんども 水や
おちゃを のもう。

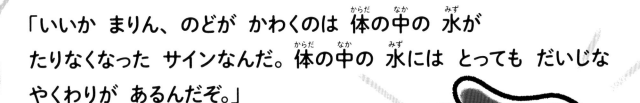

「いいか まりん、のどが かわくのは 体の中の 水が
たりなくなった サインなんだ。体の中の 水には とっても だいじな
やくわりが あるんだぞ。」

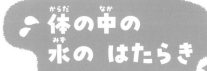

体おんを
ちょうせつする。

体に ひつような さんそや
えいようを はこぶ。

いらなくなった ものを
体のそとへ はこび出す。

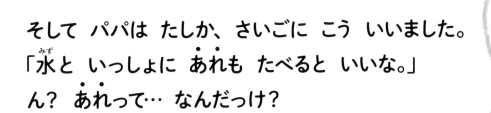

そして パパは たしか、さいごに こう いいました。
「水と いっしょに あれも たべると いいな。」
ん? あれって… なんだっけ?

11

パパが いっていた あれを 見つけるために、
リュックの中を さがしてみると……。

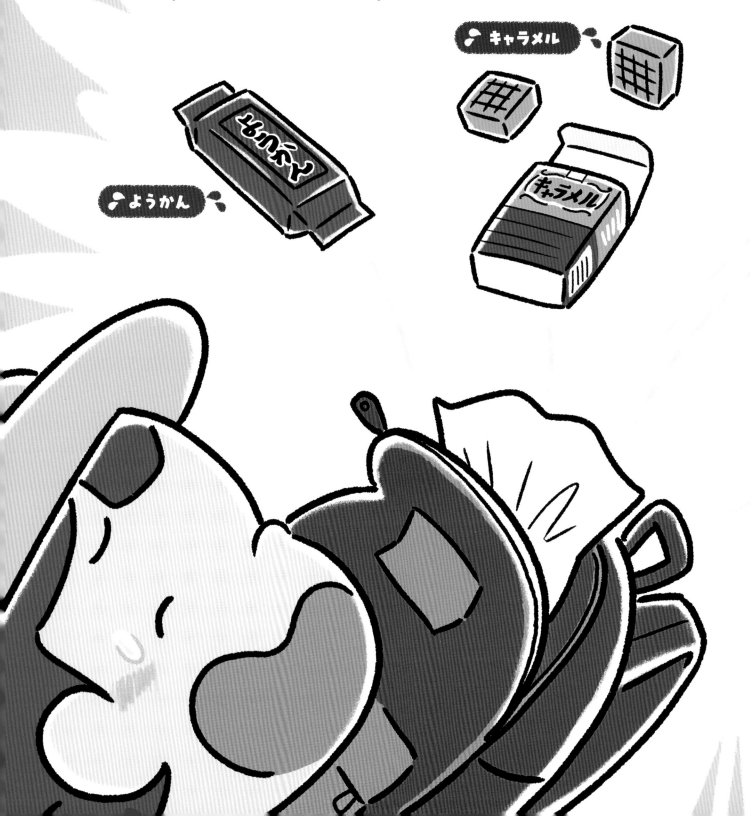

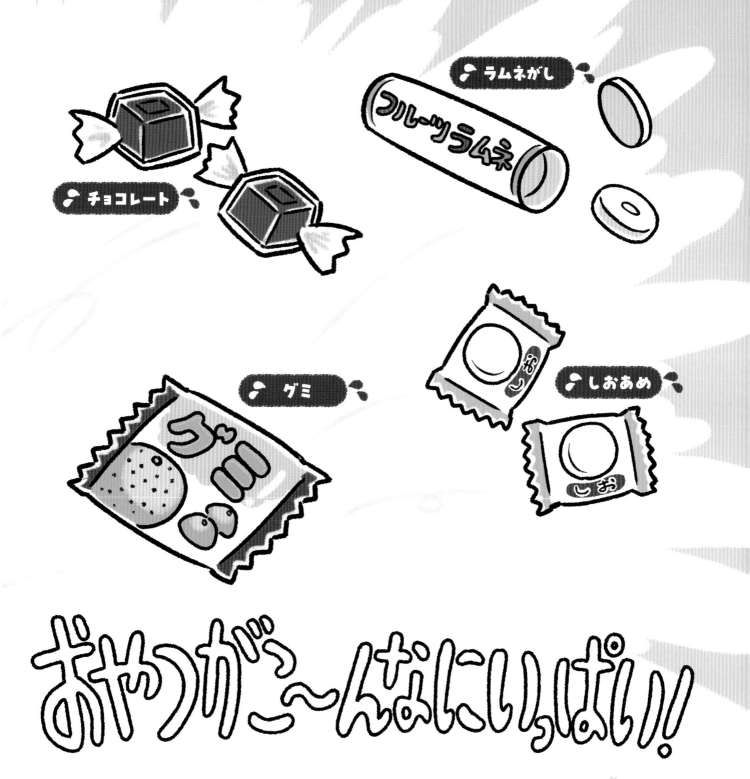

♪ ラムネがし

フルーツラムネ

♪ チョコレート

♪ グミ

グミ

♪ しおあめ

ね

しお

おやつがこ〜んなにいっぱい！

「あまい おかしに しょっぱい おかし… もってきすぎちゃったな〜。」
この中（なか）で あれは どれでしょう？ ヒントは あじですよ。

「あせは しょっぱいから…… あれは しおあめだ！」
まりんちゃん、大せいかいです！
「たしか 体の中の 水には しおが 入っているんだよね。」

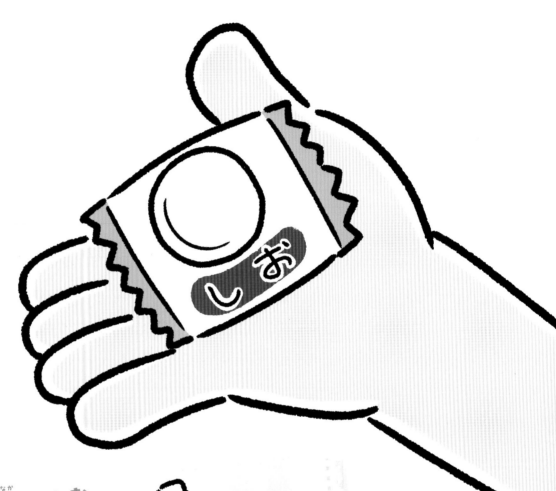

🖌️ 体の中の しお

体の中の 水には、しおが
ふくまれていて、体を けんこうに
たもつ やくわりを している。
あせを かくと、体から しおも
出ていってしまうので、水ぶんと
いっしょに しおも とるようにしよう。

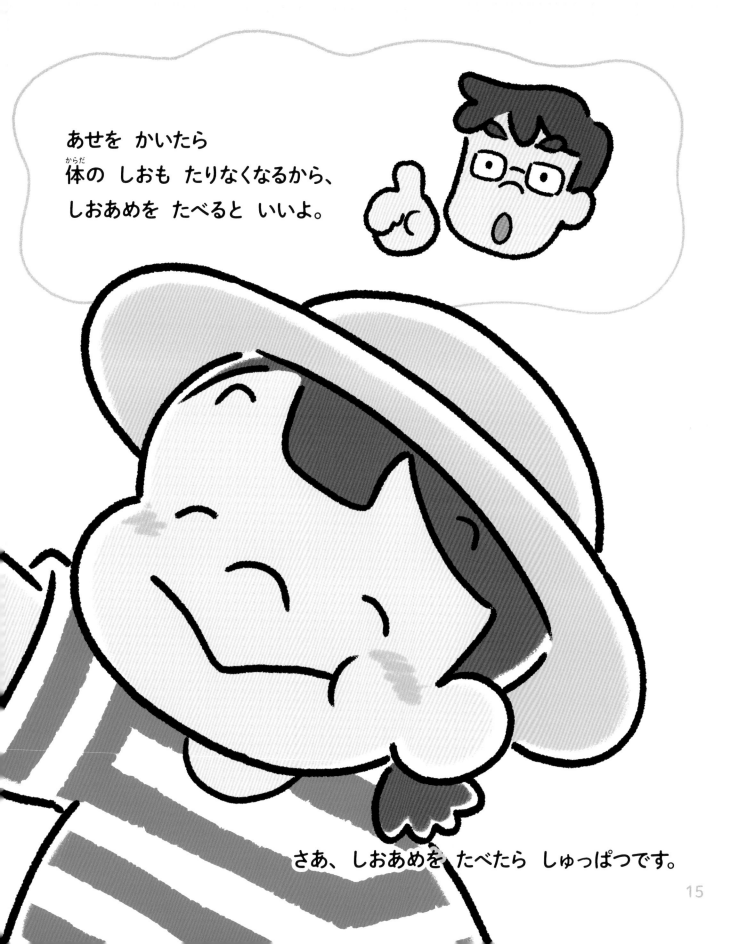

あせを　かいたら
体の　しおも　たりなくなるから、
しおあめを　たべると　いいよ。

さあ、しおあめを　たべたら　しゅっぱつです。

15

おじいちゃんと おばあちゃんの いえまで あと すこし。
でも、あつさは ますます ひどくなり あせも ダラダラ…。
「あつすぎる〜。いつもの おみせで すずませてもらおっと!」
まりんちゃんが おみせに 入ると……

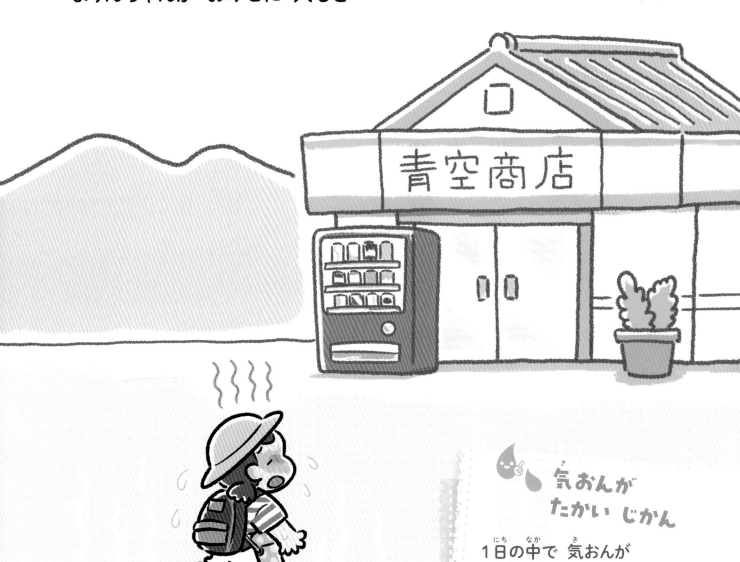

気おんが たかい じかん

1日の中で 気おんが
いちばん たかくなる じかんは、
ごごの 2じから 3じくらい。

16

せんぷうきの　かぜが　ビュー！

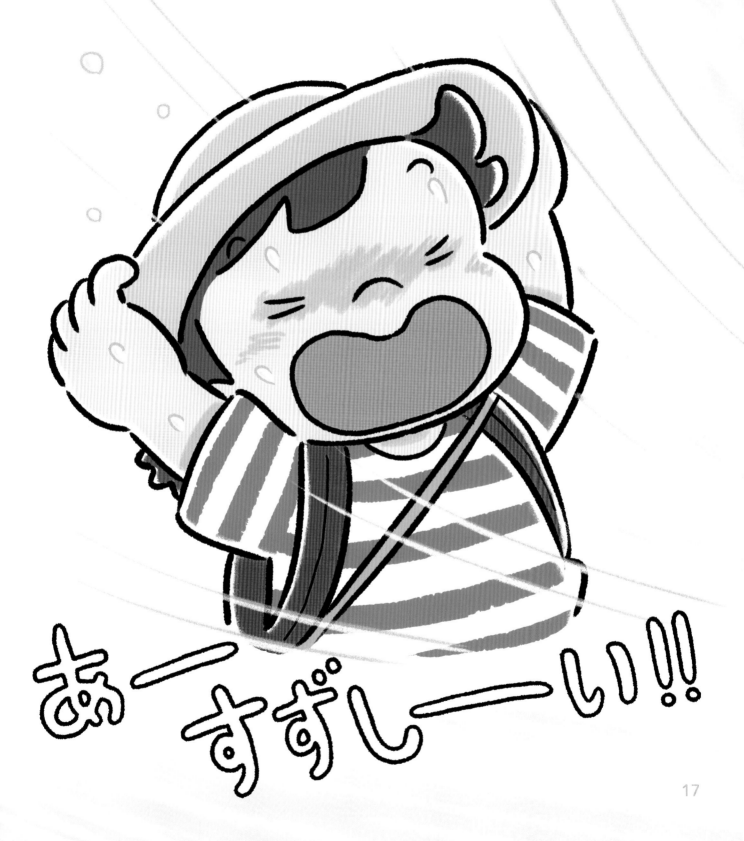

あーすずしーーい！！

「ふふふ…。あせを かいた 体に かぜが あたると すずしいわよね。」
かおなじみの おみせの おねえさんが わらっています。
「まりんちゃん、あせにはね 体の ねつを にがす やくわりが あるのよ。」

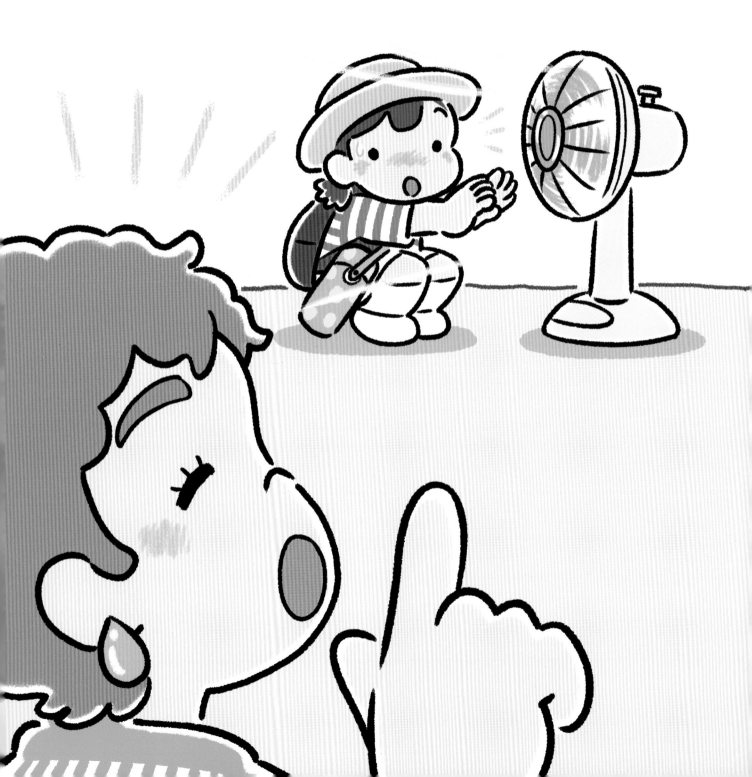

「ねつを にがすって ことは、
すずしくなるって こと?」
「そういう こと!」

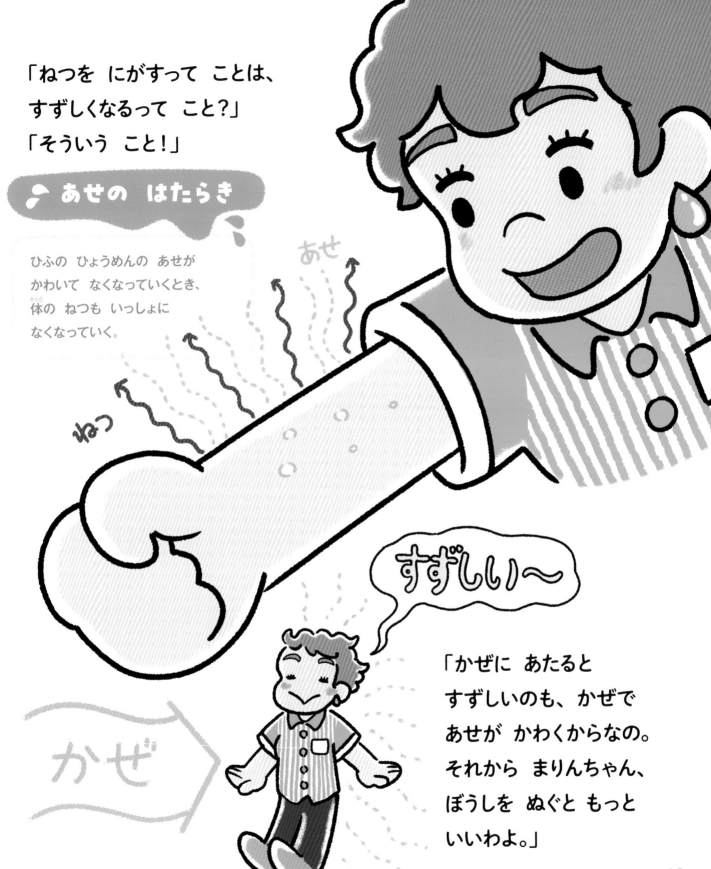

♪ あせの はたらき

ひふの ひょうめんの あせが
かわいて なくなっていくとき、
体の ねつも いっしょに
なくなっていく。

あせ

ねつ

すずしい〜

かぜ

「かぜに あたると
すずしいのも、かぜで
あせが かわくからなの。
それから まりんちゃん、
ぼうしを ぬぐと もっと
いいわよ。」

まりんちゃんが ぼうしを とると…。

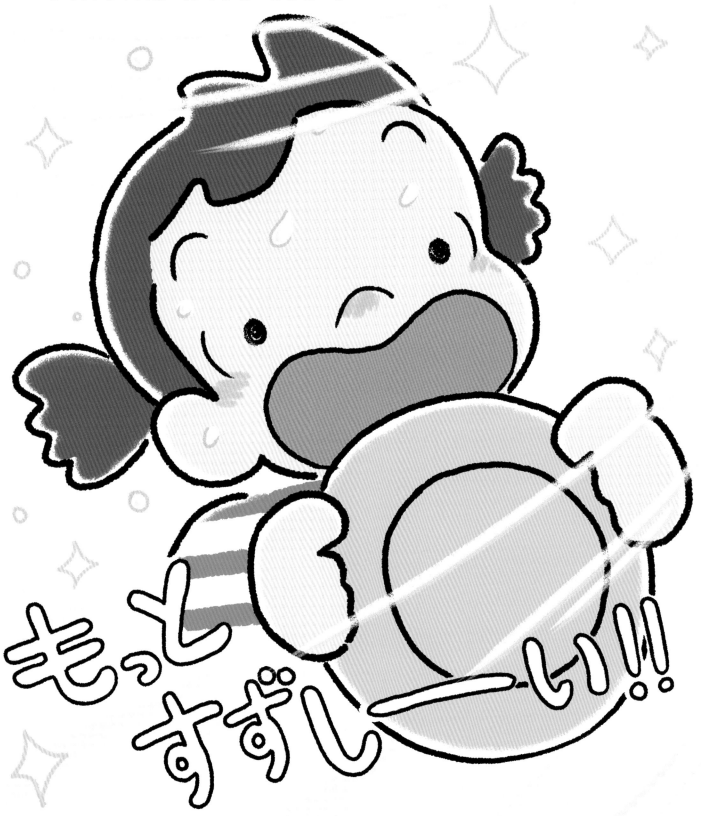

「あたまは とくに あせを かきやすいから、
へやの中では ぼうしを とって あせを ふくと いいわ。」

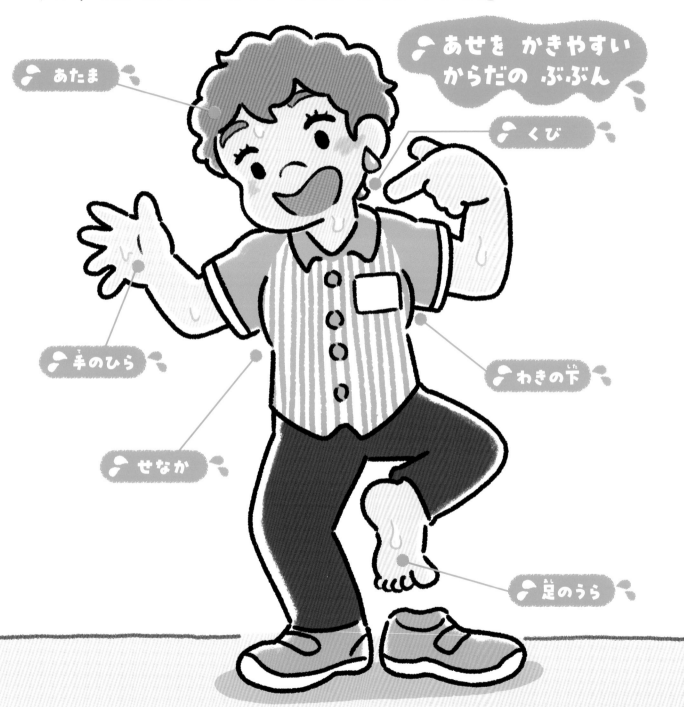

「ほかにも くびや せなか、わきの下も たくさん あせが 出る ばしょなの。」

「あせは 体を ひやしてくれるけど、あせぐっしょりで
ダラダラ たれてくると きもちわるいでしょ?
タオルで ふいたり ふくを きがえたりするのも だいじよ。」

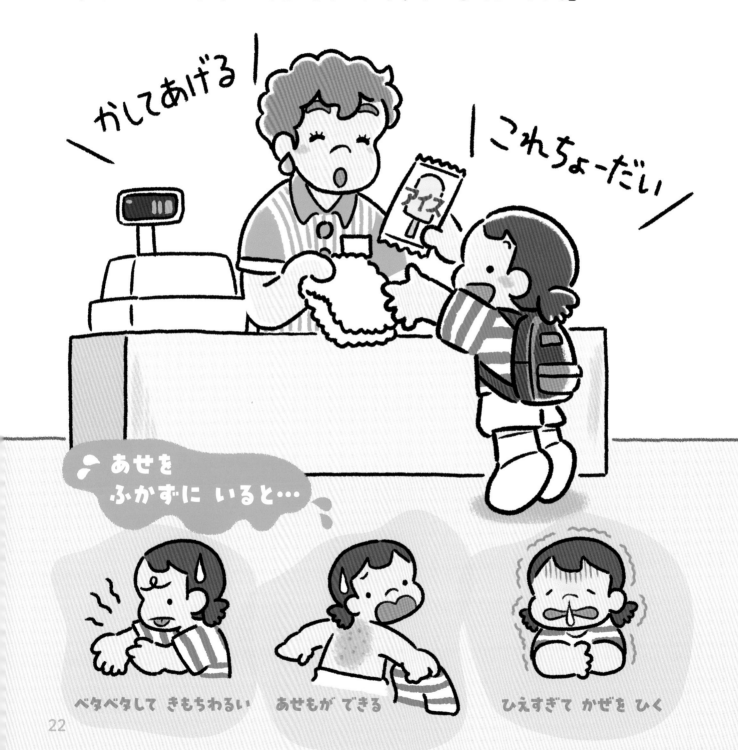

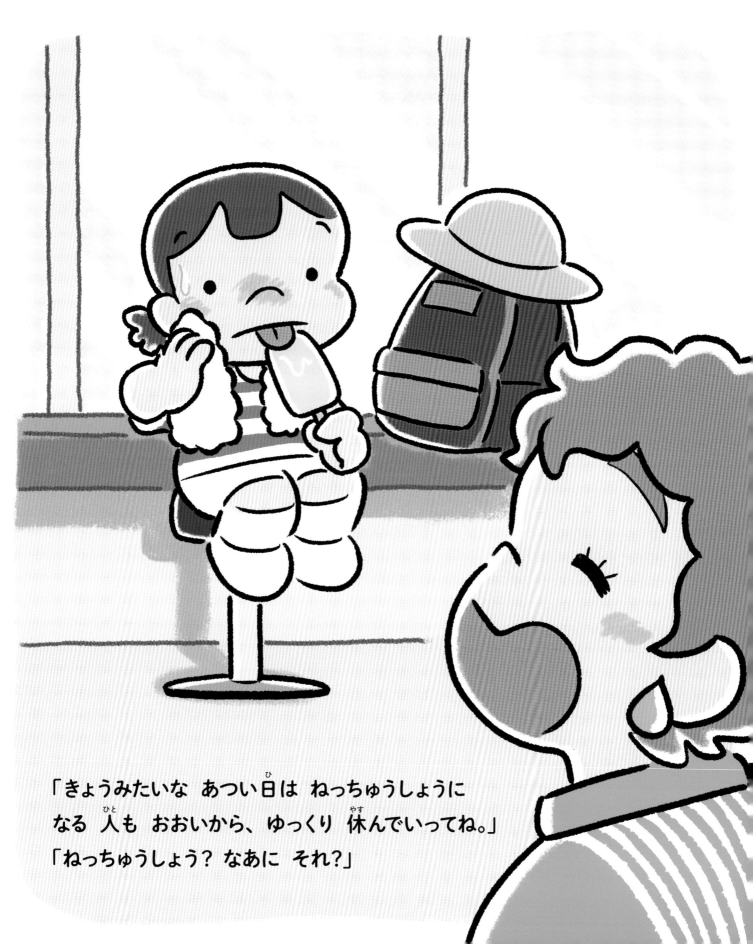

「きょうみたいな あつい日は ねっちゅうしょうに
なる 人も おおいから、ゆっくり 休んでいってね。」
「ねっちゅうしょう? なあに それ?」

「ねっちゅうしょうは、あつさで 体おんが ちょうせつできなくなる
びょうきよ。あせを かきすぎて、体の中の 水ぶんや しおが
たりなくなるのが げんいんんなの。」

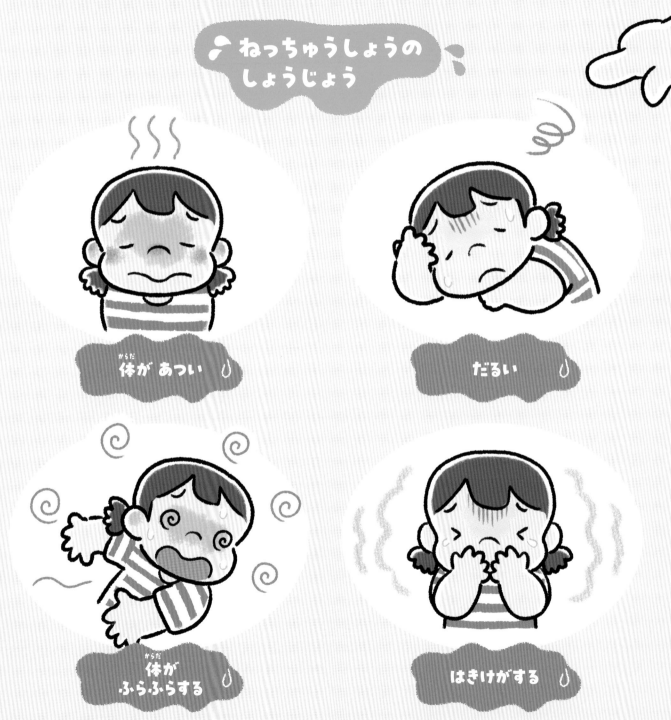

♪ ねっちゅうしょうの
しょうじょう

体が あつい

だるい

体が
ふらふらする

はきけがする

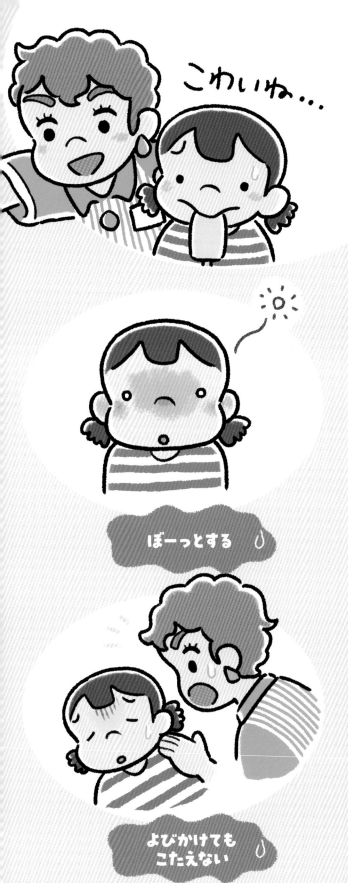

こわいね...

ぼーっとする 💧

よびかけても
こたえない 💧

「おねえさん ありがとう。
すずしい ところで 休んだら
げんきに なったよ。ばいば～い。」
「また きてね～。」

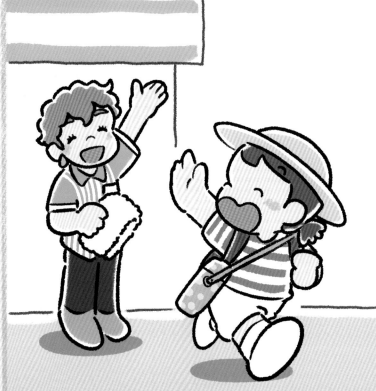

げんきに なった まりんちゃん。
おみせから しばらく あるいて、
ついに とうちゃく！
「おじーちゃん、おばーちゃん!!」

25

「まりんちゃん よく きたね。ひえた スイカを めしあがれ。」
「ねえねえ、ねっちゅうしょうって しってる?
あつい日は 気をつけないと いけないんだって!」

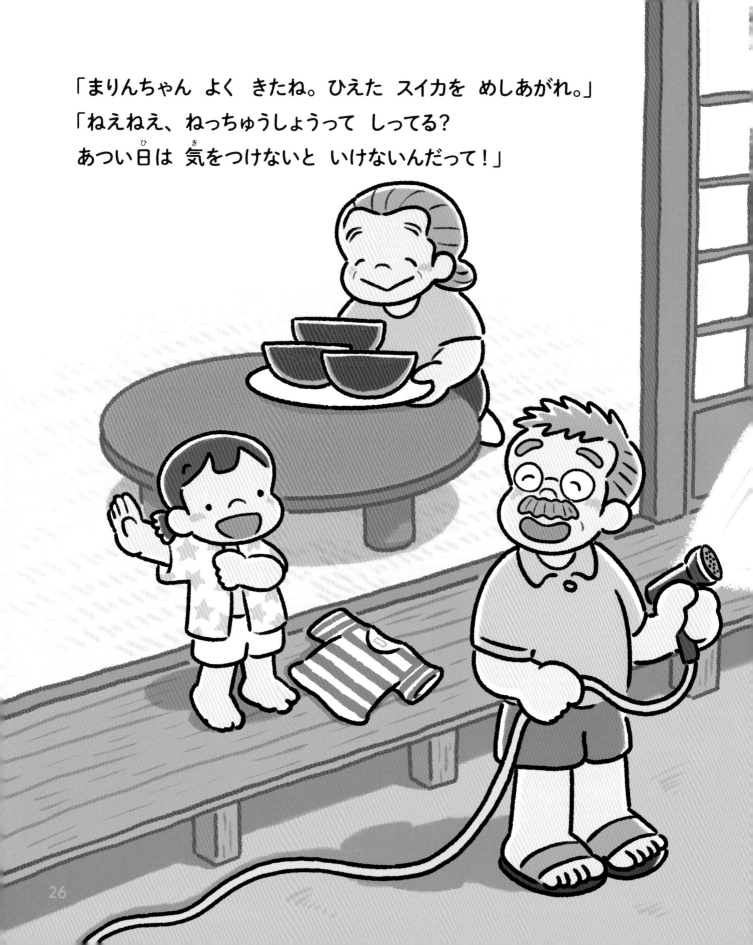

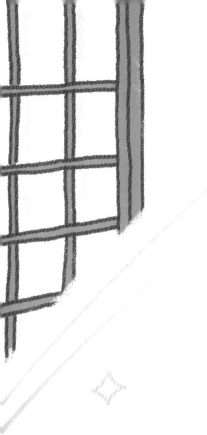

あつい 日に 気をつける こと

あつさが ひどいときは
うんどうや がいしゅつを やめる。

水ぶんを こまめに とる。

あせを かいたら しょっぱい
ものを たべる。

そとでは ぼうしを かぶる。

日かげや クーラーの きいた
ばしょで ときどき 休む。

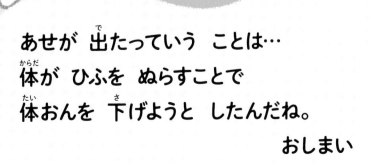

あせが 出たっていう ことは…
体が ひふを ぬらすことで
体おんを 下げようと したんだね。

おしまい

「ねっちゅうしょう」に 気をつけよう!

あつい日は「ねっちゅうしょう」に なりやすいよ。
ならないために ちゅういしたい ポイントと
なってしまったときの 手あてを おさらいしよう。

「ねっちゅうしょう」に ならないために…

気おんが たかくなる日や、むしむしする日は、
ねっちゅうしょうに なりやすいから、ちゅういしよう。

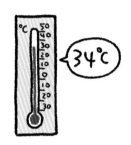

あつさが ひどい ときは、
そとでの うんどうや
あそびを やめる。

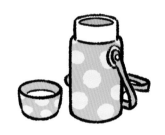

のどが かわくまえに、
水や スポーツドリンクなど
水ぶんを こまめに とる。

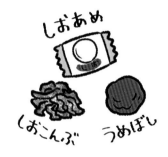

しおあめ

しおこんぶ　うめぼし

あせを たくさん かいたら、
水ぶんと いっしょに
しょっぱいものを たべる。

日ざしの
つよい日は
そとでは
ぼうしを かぶる。
ほれいざいなども
つかうと よい。

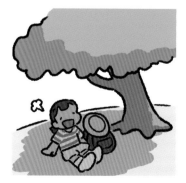

日かげや れいぼうの きいた
ばしょで 休む。

「ねっちゅうしょうかな」と おもったら…

もしも 24〜25 ページで しょうかいしたような しょうじょうが 出たら、
ねっちゅうしょうかもしれないよ。すぐに おとなに しらせて 手あてを しよう。

① すずしい ばしょに いどうする

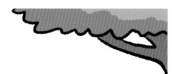

れいぼうの きいた へややや、
かぜとおしの よい 日かげに いどうする。

② 体を ひやす

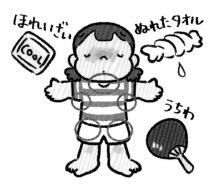

ふくを ゆるめて、くびや わきの下、
あしの つけねなどを ひやす。

③ 水ぶんや えんぶんを とる

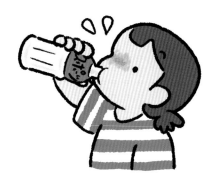

水や スポーツドリンクを のんだり
しょっぱいものを たべたりする。

あそびに むちゅうに なって、
気づけば フラフラ…なんてことに
ならないように 気をつけよう。
まわりの 人が フラフラしていたら
すぐに おとなに しらせよう。

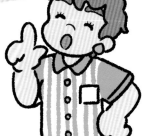

知っておきたい熱中症の話

熱中症はだれでもかかる危険性がありますが、
正しい対策を行えば防ぐことができます。
子どもの大切な命を守るために、
知っておきたい知識を紹介します。

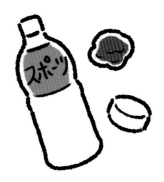

熱中症が起こりやすい条件

本書で説明してきたように、人は汗をかくことなどで、体温を調節しています。でも、それが何らかの理由でうまくいかなくなると、「熱中症」になってしまいます。

体温の調節がうまくいかなくなる要因には、おもに「環境」「体の状態」「行動」の3つがあげられます。

例えば、湿度が高い環境では、汗が蒸発しにくく、体に熱がこもります。体調が悪いと、体温の調節機能がうまく働かなくなることもあります。激しい運動の後は、体の水分や塩分が不足しがちです。

右の表に該当する「環境」や「体の状態」、「行動」がある日には、特に注意が必要です。また、体が暑さに慣れていない5月の暑い日や、梅雨の晴れ間、梅雨明けは、本格的に夏に入る前ということもあり、対策を怠りがちなので、気をつけましょう。

日頃から天気予報や熱中症警戒アラートなどの情報、体調、行動予定をよくチェックすることが、熱中症の防止につながります。

熱中症を引き起こす要因

【 環境 】

・気温が高い
・湿度が高い
・風が弱い
・日差しが強い

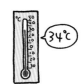

34℃

【 体の状態 】

・身体が暑さに慣れていない
・疲れや寝不足で体調がよくない
・下痢や感染症による
　脱水状態がある

【 行動 】

・激しい運動
・長時間の屋外活動
・水分補給できない状況

子どもの熱中症

小学生の熱中症は、学校での運動中に多く発生しています。子どもは体が小さい分、暑さの影響を受けやすいため、大人よりも熱中症になりやすいのです。

学校生活では、スポーツや遊びに夢中になって、自分の体調の変化に気づくのが遅れることがあります。また、集団行動の中で体調不良をうったえにくい場合もあるようです。

周囲の大人が、子ども一人一人の様子をよく見て、熱中症になる前に、こまめな休憩（きゅうけい）や水分補給ができるよう、気を配ることが大切です。

学校生活で気をつけたい場面

・外での運動

・遠足や登山などの野外活動

・閉めきった体育館やプレハブ、音楽室などの高温多湿な場所での活動

・炎天下での登下校

こんな様子に注意！

・顔が赤い

・ひどく汗をかいている

・体が熱い

・フラフラしている。

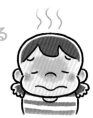

暑さに強い体づくり

体が暑さに慣れることを「暑熱順化（しょねつじゅんか）」といいます。

本来、暑い日がつづけば、自然と体が行うことですが、暑くなる前から意識して暑熱順化を行い、暑さに強い体を作ることもできます。

具体的な方法は、運動や入浴で、意識して汗をかくことです。暑熱順化ができると、皮膚の血流量が増えて熱を逃しやすくなり、塩分の少ない汗をかけるようになります。

個人差もありますが、体が暑熱順化するには、2週間程度の時間がかかると言われています。熱中症のリスクが高まってくる梅雨の時期の2週間くらい前のタイミングで、意識的に運動をしたり、長めにおふろにつかったりして、対策を行うといいでしょう。

ただし、いずれも厳しい暑さの日には行わない、水分や塩分を適切にとるなど、無理のない範囲ですることが大切です。

監修● 草川 功 Isao Kusakawa

元聖路加国際病院小児科医長。医学博士。専門は新生児医療、小児救急。日本小児科学会専門医・指導医、日本周産期新生児医学会専門医 (新生児部門)・指導医、臨床研修指導医、日本医師会認定産業医、日本スポーツ協会認定スポーツドクター、新生児蘇生法インストラクター。監修した書籍は『新版 ここがポイント! 学校救急処置』(農文協)『そんなときどうする? 子どもの病気SOS』(マガジンハウス) など多数。

絵● ホリグチイツ Itsu Horiguchi

金沢市出身、京都市在住。京都精華大学卒。児童書を中心に雑誌や書籍のイラストやマンガを手がける。『マンガでわかる! プログラミング③』(理論社)、キンダーブック『がくしゅうおおぞら』の「えんぴつせんたいラインジャー」(フレーベル館)、『小学一年生』の「ことばあそびまんが もじのみやはかせ」(小学館)などのイラストやマンガを担当。

これがでたっていうことは …④

あせ

監 修	草川 功
絵	ホリグチイツ
編集協力	グループ・コロンブス
本文デザイン	石山悠子
カバーデザイン	株式会社クラップス (佐藤かおり)
発行者	鈴木博喜
編 集	森田 直
発行所	株式会社理論社

〒101-0062　東京都千代田区神田駿河台2-5
電話　営業　03-6264-8890
　　　　編集　03-6264-8891
URL　https://www.rironsha.com

印刷・製本	図書印刷株式会社　上製加工本

2024年1月初版
2024年1月第1刷発行

©2024 Rironsha,Printed in Japan
ISBN978-4-652-20596-9 NDC490 A4変型判 26cm 31p

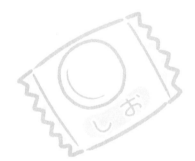